Docteur Véra PETKOVITCH-HALYETSKA

Etude expérimentale de l'activité spirillicide comparée de l'arsenic, du bismuth, du mercure et de l'iode.

Travail du Laboratoire de la Clinique des Maladies Cutanées et Syphilitiques
de la Faculté de Médecine (Hôpital Saint-Louis)
Professeur E. JEANSELME

PARIS

EDITIONS MÉDICALES
7, RUE DE VALOIS, 7
1923

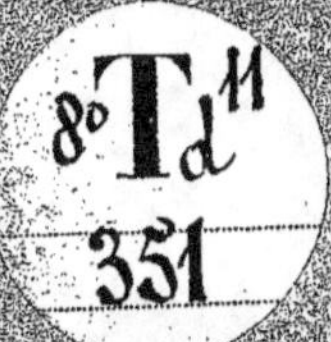

Docteur Vera PESKOVITCH-HALYETSKA

Etude expérimentale de l'activité spirillicide comparée de l'arsenic, du bismuth, du mercure et de l'iode.

Travail du Laboratoire de la Clinique des Maladies Cutanées et Syphilitiques de la Faculté de Médecine (Hôpital Saint-Louis)

Professeur E. JEANSELME

PARIS

EDITIONS MÉDICALES

7, RUE DE VALOIS, 7

1923

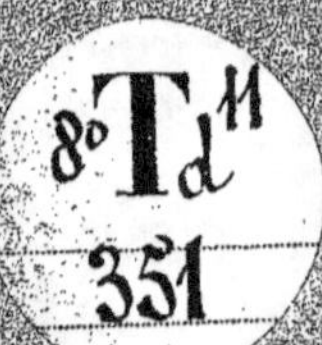

Docteur V. PETKOVITCH-HALYETSKA

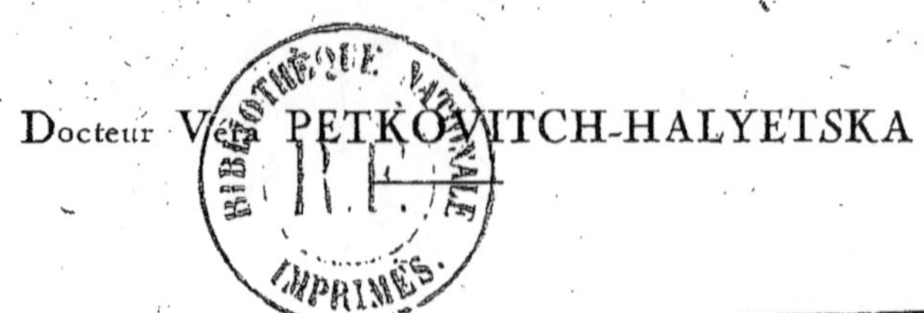

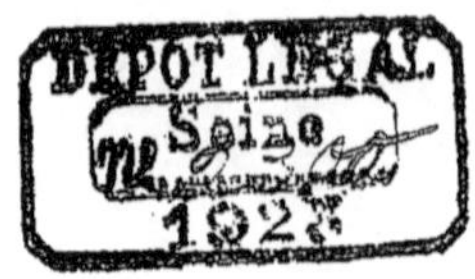

Étude expérimentale de l'activité spirillicide comparée de l'arsenic, du bismuth, du mercure et de l'iode.

Travail du Laboratoire de la Clinique des Maladies Cutanées et Syphilitiques
de la Faculté de Médecine (Hôpital Saint-Louis)
Professeur E. JEANSELME

PARIS
EDITIONS MÉDICALES
7, RUE DE VALOIS, 7
1923

A MA MÈRE

Docteur E. HALYETSKA
Médecin des Hôpitaux en Serbie

———

A MA TANTE

Madame J. BONDAREVSKY
Licenciée ès-sciences

———

A Monsieur le Docteur POMARET
Chef de Laboratoire de la Faculté
à l'hôpital Saint-Louis

*que nous tenons à remercier des
conseils qu'il nous a prodigués et
que nous prions d'accepter le té-
moignage de notre vive gratitude.*

A MES MAITRES DE LA FACULTE
ET DES HOPITAUX DE PARIS

MM.

Le Professeur agrégé A. GOUGET (in memoriam).

Le Professeur PIERRE TEISSIER.

M. le Docteur A. SEZARY, Médecin des Hôpitaux.

Le Professeur Agrégé MARCEL GARNIER.

Le Docteur PAUL CHEVALLIER, ancien chef de clinique.

A Madame P. BRIAN-GARFIELD, Interne des Hôpitaux.

A Monsieur MARASSI, Interne des Hôpitaux.

A NOTRE MAITRE ET PRESIDENT DE THESE :

Le Professeur E. JEANSELME
Professeur de clinique des maladies cutanées
et syphilitiques
Membre de l'Académie de Médecine
Officier de la Légion d'honneur

avec l'expression de notre reconnaissance pour avoir bien voulu accepter la présidence de notre thèse, et nos remerciements pour nous avoir autorisé à poursuivre nos recherches au Laboratoire de la Clinique des maladies cutanées et syphilitiques de la Faculté.

INTRODUCTION

Si l'on fait abstraction de l'Iode et des Iodures, on
constate qu'à l'heure actuelle, la thérapeutique de la
syphilis relève de trois grands médicaments : l'Arsenic, le Bismuth, le Mercure. Quelle peut être la valeur spirillicide intrinsèque de chacun d'eux ? Telle
est la question que nous nous sommes posée lorsque
nous décidâmes d'aborder cette étude, pour laquelle
nous avons laissé systématiquement de côté toutes
les opinions cliniques émises par les syphiliographes,
n'ayant pour but de n'aborder la question que sur le
seul terrain expérimental.

Notre travail comporte donc plusieurs parties dis-
tinctes :

1° Etude générale des méthodes expérimentales qui
permettent de déterminer l'activité spirillicide des
médicaments antisyphilitiques.

2° Exposé de la technique (*spirillose des poules*),
qui a permis à M. Pomaret de déterminer les résultats
consignés dans ce travail.

4° Etude comparée de l'activité sur spirochoeta gallinarum des composés arsenicaux. (606, 914, 132, 190) ;
bismuthiques (*tartro bismuthate de K et Naethylène
diamino bismutho gallate, sels insolubles de Bi*, sels
mercuriels, (sublimé, benzoate, cyanure et colamel).

Enfin, dans un dernier paragraphe, nous rapporte-
rons le résultat de nos travaux personnel sur l'action
de l'Iode et des Iodures.

Dans les conclusions de notre travail, nous ferons
un exposé synthétique des résultats exposés dans les

chapitres précédents pour classer par ordre d'activité spirillicide les divers médicaments étudiés et porter les conclusions pratiques que comportent les résultats expérimentaux passés en revue.

Sans avoir prétention à faire œuvre personnelle dans ce travail, nous avons pensé qu'il pourrait être utile surtout à une période où tant de médicaments antisyphilitiques divers se disputent la faveur des praticiens, de condenser en une étude synthétique les résultats expérimentaux précis et certains qui dans ces derniers mois ont été poursuivis en vue de déterminer leur exacte valeur spirillicide et partant antisyphilitique.

Etant donné l'importance individuelle et sociale de la syphilis, il n'échappe à personne tout l'intérêt qu'il y a de savoir ce que vaut exactement chacune de ses médications ; certains pays l'ont même tellement compris (Angleterre, Etats-Unis), que tous les produits arsénobenzoliques y sont l'objet d'un contrôle officiel par des organismes d'Etat, chargés d'en fixer et la toxicité et l'activité (*Medical Research Committee,* en Angleterre, dont Dale, directeur des Laboratoires d'essais a fait adopter comme test la souris infectée par Trypanosoma équiperdum, *United States Public Health Service*) avant qu'ils ne fussent autorisés à être mis en vente. Une telle mesure est indiscutablement bonne, aussi bien pour le médecin que pour le malade, mais un des points que nous aborderons dans notre travail est celui du test à choisir pour déterminer expérimentalement la valeur d'un produit antisyphilitique, et à ce point de vue, la technique suivie dans les laboratoires officiels des pays que nous venons de mentionner nous paraît défectueuse pour plusieurs raisons. Nous insisterons donc pour mettre en valeur les avantages du test utilisé à cet effet dans le Laboratoire du Professeur E. Jeanselme par le docteur M. Pomaret, dont nous avons, pas à pas, suivi les recherches chimiothérapiques et que nous remercions ici du bienveillant appui et des conseils qu'il n'a cessé de nous prodiguer pour faciliter notre travail.

CHAPITRE I

Etude critique des méthodes expérimentales permettant de déterminer l'activité spirillicide des médicaments antisyphilitiques.

On sait combien ont été fécondées les méthodes expérimentales adoptées par C. Levaditi en 1907 et P. Erlich dès 1910-1911, C. Levaditi et L. Launoy en France à la même époque pour l'étude de produits spirillicides appartenant à des classes très diverses de la nomenclature chimique.

C'est depuis cette époque que date la chimiothérapie, science alors nouvelle et dont la conséquence pratique a été la rénovation complète de la thérapeutique de la syphilis.

Lorsque le tréponème fut découvert par Schaudinn et Hoffmann et que Roux et Metchnikoff en l'inoculant au singe eurent réalisé la syphilis expérimentale, on ne tarda guère à lui attribuer une place dans la classification zoologique proche les protozoaires flagellés du genre trypanosoma. On connaissait l'action curative de l'atoxyl sur les parasites de ce dernier groupe, et c'est sur ce point de départ que P. Erlich réalisa de nombreuses synthèses et poursuivit avec S. Hata l'étude d'un grand nombre de produits.

L'expérimentation chimiothérapique a montré de façon certaine à l'heure actuelle, qu'un médicament actif sur des parasites zoologiquement voisins du tréponème, exerçait une action curative sur la syphilis humaine ; de ce fait l'expérimentateur qui poursuit

la recherche de nouveaux médicaments antisyphilitiques ou qui désire apprécier la valeur exacte de ceux
déjà existants, possède dans les trypanosomiases où
les spirilloses expérimentales de l'animal de merveil-
leux test d'activité pour en apprécier par avance la
valeur curative dans la syphilis.

I. — SYPHILIS EXPERIMENTALES

Il est hors de doute que pour réaliser des conditions expérimentales parfaites, le meilleur réactif se-
rait la syphilis du singe et particulièrement des sin-
ges anthropomorphes (chimpanzés, gibbons), mais
trop de difficultés pratiques s'opposent à la généralisation d'une telle méthode, qui n'a pu jusqu'ici res-
ter qu'exceptionnelle, aussi en pratique les laboratoires n'utilisent-ils guère que la syphilis expérimentale du lapin qu'on peut déterminer par inoculation
dans la chambre antérieure de l'œil, où dans le testi-
cule de fragments de tissus ou de produits de raclage
de lésions syphilitiques qui se montrent à l'ultra microscope, riches en tréponème. Dans le premier cas,
on détermine une kératite et dans le second une or-
chite avec ulcération chancriforme ; dans l'une et
l'autre de ces lésions, on trouve du tréponème et on
peut alors à l'ultra microscope en observer la disparition coïncidant avec la cicatrisation secondaire de
la lésion sous l'influence du médicament injecté.

La syphilis expérimentale du lapin constitue un
assez bon test, mais que nous n'hésitons pas à consi-
dérer comme d'application pratique très défectueuse.
En effet, l'évolution des lésions spécifiques est extrê-

mement lente chez cet animal — 2 mois et souvent près de trois, — de plus on ne peut tenir compte que d'une cicatrisation rapide des lésions, or s'il s'agit d'une kératite, sa cicatrisation est extrêmement lente même sous l'influence d'un médicament très actif tel que l'arsénobenzol (606). P. Erlich lui-même conclut : *Je suis d'avis que la kératite du lapin ne constitue pas, en somme, un très bon matériel pour la chimiothérapie expérimentale, car elle ne se prête pas à la recherche fréquente des spirochètes, impossible à pratiquer sans dommage pour la Cornée ; nous ne pouvons juger de l'effet du traitement que par l'évolution de la maladie. Or la kératite n'a pas une évolution toujours progressive ; il y a souvent des rémissions, quelquefois même guérison spontanée. C'est pourquoi je n'ai pas poussé plus loin mes expériences de la kératite syphilitique.*

Les mêmes objections se posent encore si l'on a recours au chancre testiculaire du lapin, et il ne se prête guère qu'à l'observation minutieuse de la disparition des tréponèmes ; quant à la cicatrisation, ses délais sont très variables, même sous l'influence des arsenicaux. E. Jeanselme et M. Pomaret l'ont notée 4 jours après traitement au 132. P. Erlich et S. Hata, 8 jours après injection de 606 et dans quelques cas même elle a demandé 2 à 3 semaines. Ces brefs aperçus montrent donc que la syphilis expérimentale du lapin est un test d'activité peu pratique pour l'étude d'un médicament tréponémicide, et, si l'on ajoute à cela

---

(1) P. Erlich et S. Hata. — Chimiothérapie expérimentale des spirilloses. Essais de traitement de la syphilis du lapin page 72. (Traduction de E. Emery, 1911.)

qu'on peut observer chez cet animal la guérison spontanée qui survient tôt ou tard, sans qu'on assiste à la
généralisation de la maladie fait extrêmement rare,
on ne peut tirer de conclusion certaine si la cicatrisation des lésions survient au bout de 10 jours.

Les objections que nous venons de faire se compli-
quent encore depuis la découverte par C. Levaditi du
virus de la spirochétose spontanée du lapin par (spirochœta cuniculi), qu'à priori on peut supposer capa-
ble d'évoluer au cours d'une syphilis expérimentale et
qui peut prêter à confusion et troubler les résultats.
Ce dernier virus a été utilisé également par les auteurs cités pour l'étude de l'activité spirillicide du
bismuth et du 190 de Fourneau (acide acétyl amino
oxyphényl arsinique).

II. — FIEVRE RECURRENTE DU RAT
ET DE LA SOURIS

La fièvre récurrente du rat et de la souris est facile
à réaliser de même que l'entretien par passage du virus en inoculant du sang dilué riche en spirilles à des
animaux sains. Après des passages successifs répétés tous les deux jours le spirochète (*spirochœta ober-
meiri*) finit par acquérir une virulence telle qu'il pro-
voque régulièrement, lorsqu'on l'inocule en quantité
suffisante, une infection grave ou même mortelle.
P. Erlich et S. Hata indiquent (loco citato pages 6-7-8)
la technique suivie par eux, technique dont la mise
au point n'est pas de réalisation facile, étant donné
les facteurs qui font varier la virulence de l'infection.
Ils concluent eux-mêmes : *La maladie se développe
chez les différents animaux de façon très irrégulière ;*

*les variations individuelles jouent ici un rôle impor-
tant. Le début survient, par exemple, chez un animal,
au bout de deux jours, chez d'autres au bout de trois
jours...* Si l'on applique un traitement chimiothérapique énergique, les spirilles disparaissent complètement du sang au bout de un où deux jours et d'après
P. Erlich, les examens microscopiques doivent être
continués durant soixante jours, car il arrive qu'à des
examens négatifs successifs succèdent néanmoins des
récidives ; en ces cas, on ne s'est donc trouvé qu'en
présence d'une stérilisation apparente.

Ces faits nous montrent donc que dans un laboratoire organisé pour poursuivre de nombreux essais
en série, la récurrente de la souris n'est pas pratique
bien que d'évolution rapide, à l'encontre de la syphilis du lapin. La possibilité de récidives fausse les résultats et fait traîner en longueur les expériences, à
ces causes d'erreurs s'ajoutent le faible poids des animaux utilisés, 15 à 20 grammes pour la souris, de ce
fait la quantité de substance curative à injecter est
alors très faible et doit être en solution très diluée et
bien que de l'ordre du 1/1000, s'il s'agit de 606, ne
représente pas grand' chose pour un animal de poids
aussi faible et la moindre erreur dans la lecture des
divisions de la seringue lors de l'injection fausse complètement les résultats numériques quant au poids de
substance injectée, ramené au kilogramme d'animal.
Si à tous ces inconvénients, on ajoute la virulence
pour l'homme de la récurrente, on est en droit de
conclure qu'elle n'est, quant à l'objet qui nous pré-
occupe dans ce travail, guère plus pratique que la
syphilis expérimentale.

III. — TRYPANOSOMIASES EXPERIMENTALES

Etant donnée la parenté zoologique qui rapproche les spirilles des trypanosomes, l'activité trypanocide permet d'entrevoir l'activité spirillicide, mais à ce point de vue les affinités thérapeutiques sont moins nettes que dans un groupe homogène, tel que les spirilloses que nous venons de passer en revue.C'est ainsi que telle classe de médicaments qui se montrent particulièrement actifs sur les trypanosomes, se montrent faibles vis-à-vis des spirilloses. C'est le cas des arsenicaux pentavalents et en particulier l'atoxyl qui reste le médicament de choix de la maladie du sommeil et qui est complètement abandonné dans le traitement de la syphilis qui relève bien plus des arsénobenzènes à arsenic trivalent, comme toutes les spirilloses (*pian, syphilis, spirillose des poules, fièvre récurrente*). Quoi qu'il en soit de ces questions sur lesquelles nous reviendrons par la suite, de nombreux expérimentateurs ont utilisé les trypanosomiases comme test d'activité de médicaments antisyphilitiques, notamment, P. Erlich et S. Hata, A. Laveran et F. Mesnil, L. Launoy et C. Levaditi, E. Fourneau, Dale, J. Danysz, R. Sazerac, Carl Vœghtlin et Homer, W. Smith, J. Schamberg, A. Kolmer et G. Raiziss, A. Bruce Mac Collum, W. Kolle, Nicolle, Uhlenhuth, Brown et Miss Pearce, etc., etc.

Sans entrer dans une étude approfondie des différentes variétés de trypanosomiases qui ont fait l'objet des recherches chimiothérapiques des auteurs que nous venons de mentionner : *Trypanosomiase du Nagana, trypanosoma Brucei, Eransi, Venezuelense,*

Rhodesiense, Equiperdum, etc., et dont l'emploi comme test chimiothérapique a été si féconde en résultats pratiques, nous ne retiendrons que la technique récemment exposée dans tous ses détails par A. Bruce Mac Collum, qui utilise l'infection générale de la souris par *Trypanosoma Equiperdum*, l'agent morbide de la dourine ou mal du coït, affection chronique du cheval, chez lequel il a été découvert en 1894 par Rouget.

Si nous insistons un peu dans ce chapitre sur l'emploi du rat ou de la souris infectés par Trypanosoma Equiperdum, comme test d'activité des médicaments antisyphilitiques, c'est parce que le réactif biochimiothérapeutique, que représente cette trypanosomiase est celui utilisé dans les laboratoires officiels des Etats-Unis d'Amérique et d'Angleterre pour la détermination de la valeur thérapeutique des arsénos et novarsénobenzènes. La technique indiquée par Mac Collum est une modification de celle de Schamberg, elle-même dérivée de celle de Vœghtlin ; la voici dans ses grandes lignes :

Après 3 ou 4 passages du virus sur le rat, infection déterminée par son injection intrapéritonéale, la virulence est suffisante pour son passage à la souris. Par ponction de la carotide on prélève au rat 2 à 5 cc. de sang que l'on reçoit dans une solution à 2 % de citrate de soude, et avec le même dispositif que s'il s'agissait de numérer des globules sanguins, on compte les trypanosomes contenus dans 1 cc. du sang citraté dilué ; ce dernier est alors à nouveau dilué à un taux tel que 1 cc. contienne 50 millions de microrganismes pathogènes. L'infection de la souris est alors réalisée

par injection intrapéritonéale de un dixième de cent.
cube de cette dilution sanguine titrée en parasites.
Quarante-huit heures après cette opération, on coupe
l'extrémité de la queue de l'animal, on rejette la première goutte de sang, et on aspire du sang de la seconde dans le tube capillaire d'une pipette hématimé-
trique et après dilution on compte les parasites. On
ne retient pour les essais que les souris dont le sang
contient de 100.000 à 500.000 trypanosomes par milli-
mètre cube. On leur injecte alors dans la veine cau-
dale la solution du médicament dont on recherche le
pouvoir trypanocide et les examens de sang sont faits
24, 48 et 72 heures après l'injection. Avec les arsénos
et les novarsénobenzènes, les animaux dont le sang
donne un résultat négatif, dès le 3° jour consécutif à
l'injection, survivent et ne font pas de récidives.

D'après A. Bruce Mac Collum les variations de virulence du parasite importent peu dans ce genre d'essais, c'est ainsi que tel virus qui, d'après les chiffres
de l'auteur nécessite la présence d'un nombre 4 fois
plus considérable de parasites dans le sang qu'un autre, pour tuer l'animal en 72 heures, est neutralisé
dans ses effets par la même quantité de médicament
que le second, cependant plus virulent ; dans tous
les cas, les résultats des essais sont notés à la 72°
heure. Telle est dans ses grandes lignes la technique
d'essai, le « *definite standard* » le plus généralement
utilisé pour comparer l'activité d'arsénobenzènes de
différentes fabrications.

Ceci dit de cette dernière méthode, officielle en certains pays, voyons quelles critiques on peut lui faire,
car on ne saurait trop discuter d'une question aussi

importante et qui peut mettre en jeu des **intérêts industriels** considérables pour une nation.

IV. — CRITIQUE DES METHODES

Au point de vue morphologique, le *Trypanosoma Equiperdum* est très éloigné d'un spirille tel que le *treponema pallidum* ; à priori la logique même réclame pour l'étude d'un médicament qui doit être bien plus spirillicide que trypanocide, une maladie expérimentale déterminée par un parasite aussi morphologiquement voisin que possible du tréponème, ce qui n'est pas le cas des trypanosomes. A coup sûr, la technique ici mentionnée est commode et donne des résultats pratiques dont cependant nous ne pouvons admettre la valeur absolue puisqu'elle repose sur une acception a priori et dont nous sommes en droit de douter, à savoir que le pouvoir spirillicide est parallèle au pouvoir trypanocide. D'après les résultats publiés par Dale, il semblerait qu'il y ait une proportionnalité entre le pouvoir trypanocide et l'activité tréponémicide au niveau des lésions récentes, mais la corrélation n'existe plus dès que les lésions spécifiques sont un peu anciennes. Puisqu'on raisonne de trypanosomiase expérimentale à syphilis humaine et qu'on admet que le meilleur médicament dans la première de ces affections sera également le plus actif dans la seconde (1). Tout cela reste à démontrer et si

____

(1) Le seul fait qu'il est impossible de guérir le cheval atteint de Dourine (Trypanosoma Equiperdum), par des injections Arséno ou Novarsénobenzoliques, nous montre l'exactitude de nos vues. Dans son habitat normal ce Trypanosome se comporte donc très différent que chez la souris, vis-à-vis des médicaments.

nous ajoutons de plus que l'activité des arsénobenzènes est fixée à l'aide de la technique décrite en prenant comme test initial les produits de fabrication
allemande, (606, 914), il arrive qu'on compare des produits d'activité variable à un étalon qui l'est déjà
lui-même et dans sa composition et dans son pouvoir
trypanocide. Il faudrait tout ignorer de la question des
produits arsénobenzéniques pour les supposer de
constitution à ce point fixe qu'ils fussent toujours
également actifs à une même dose donnée ; or il n'en
est pas ainsi. Les arsénos et novarsénobenzènes re-
présentent des complexes variables quant à leur teneur en arsenic, soufre, etc.

Nous ferons encore la critique suivante : dans les
laboratoires officiels qui utilisent l'infection de la
souris par *trypanosoma équiperdum*, on a coutume
de comparer entre eux les sels du type 606 ou 914
de différentes fabrications, sans ramener les résultats
à la teneur en arsenic. Or, en matière d'arsénobenzène,
il n'est pas douteux que l'activité trypanocide ou spirillicide est en rapport direct avec leur teneur en arsenic, il importe donc de comparer l'activité d'un
même poids d'arsenic sous des formes salines différentes pour en conclure que telle ou telle combinaison
arsenicale est meilleure que telle autre. Il est clair
qu'on ne saurait attendre les mêmes résultats d'un
arsenobenzol à 35 % d'arsenic, du novarsénobenzol à
20 % et de l'éparséno à 40 %. Tout se ramène donc à
un titrage biologique de l'activité de l'arsenic et non
de celle de la molécule totale, ce qui permet de conclure par la suite à la supériorité de telles ou telles
combinaisons et lots de fabrication.

Dans le dernier chapitre de ce travail, nous reviendrons sur ces questions, pour le moment nous allons aborder l'étude du test d'activité qui nous paraît le plus pratique et grâce auquel ont été obtenus les résultats consignés dans ce travail, à savoir, l'infection spirillaire de la poule par *spirochœta gallinarum*.

CHAPITRE II

L'infection spirillaire de la poule par « *Spirochœta Gallinarum* » comme test d'activité des médicaments antisyphilitiques.

Dans le précédent chapitre nous avons étudié les différentes infections expérimentales dont on s'était jusqu'ici servi pour déterminer le pouvoir trypanocide ou spirillicide d'un produit, réservant un chapitre spécial à la spirillose des poules.

Avant d'en aborder le mode d'utilisation chimiothérapeutique, il nous paraît utile de résumer en quelques lignes la symptomatologie et l'évolution de cette infection.

La spirillose des poules déterminée par le *spirochœta gallinarum*, découvert en 1903 à Rio de Janeiro par Marchoux et Salimbeni, est endémique au Brésil, dans le Nord et le Sud de l'Afrique, et est transmise par des tiques du genre des Argasidés (*Argas persicus et miniatus*), qui s'infectent en suçant le sang des animaux parasités et contaminent les poules saines par piqûre.

L'étude clinique de cette infection a été faite par MM. Marchoux et Salimbeni, Levaditi, Borrel, etc. ; son évolution est très rapide et s'accompagne de somnolence, d'une abondante diarrhée déterminant un amaigrissement et une cachexie considérables. Les spirilles apparaissent en grand nombre dans le sang dès le 2ᵉ jour de l'infection et s'y trouvent au maxi-

mum le 3°. Le sang de la poule se modifie considérablement comme l'ont montré L. Launoy et M. Levy-
Bruhl, la richesse globulaire diminue de moitié, sa
teneur en fer baisse de 25 %, pendant que s'établit une
polynucléose (pseudo eosinophiles à bâtonnets)
d'abord, puis néopolynucléaires à granulations sphé-
riques ; après la crise on observe de la mononucléose ;
et lors de la guérison, le sang revient rapidement à
l'état normal.

Avec un virus faible, la mortalité est d'environ
30 % et l'animal succombe d'ordinaire lorsqu'il se
montre peu résistant, entre le 6° et 8° jour. Si l'on
applique à une dose suffisante une médication spirillicide au 2° ou 3° jour de l'infection, les spirilles disparaissent du sang, l'animal guérit et se montre par la
suite réfractaire à l'infection ; l'immunité ainsi ac-
quise est entièrement comparable à celle résultant
de la guérison spontanée.

C'est avec la spirillose des poules que Uhlenhuth,
Levaditi et Mac Intosh ont étudié en 1907 l'action curative de l'atoxyl ; L. Launoy et C. Levaditi (1910-
1911), Kolle, Hartoch et Rothermundt (1912) les propriétés thérapeutiques des sels de mercure, enfin
grâce à elle, P. Erlich et S. Hata ont pu déterminer la
réelle valeur des produits arsenicaux allant de l'atoxyl
au 606 en établissant les rapports des doses curatives
aux doses tolérées et conduire la chimiothérapie arsenicale aux si remarquables découvertes qui ont réno-
vé la thérapeutique de la syphilis. C'est encore à la
spirillose des poules que nous devons la découverte
des propriétés spirillicides du bismuth par A.-E. Robert et B. Sauton, mises par la suite en valeur par

R. Sazerac et C. Levaditi, qui en firent l'application
à une autre spirillose : la syphilis.

Bien auparavant du reste (1889), A. Balzer en
avait soupçonné la curabilité par ce métal, mais sans
en pouvoir faire la démonstration clinique. De toutes
les maladies expérimentales par trypanosomes ou
spirilles, l'infection de la poule par *spirochœta gallinarum*, à elle seule a permis de mettre au point les chi-
miothérapies arsenicales et bismuthiques ; ces seuls
titres suffisent à démontrer toute la valeur d'un tel
test, plus fécond en résultats pratiques que la syphilis
expérimentale elle-même, bien que ces deux affections
n'aient de commun que la morphologie du parasite.

Ceci dit de la spirillose des poules, voyons maintenant quel en peut être le mode d'utilisation pour la
détermination en série de l'activité spirillicide des
produits antisyphilitiques.

P. Erlich et S. Hata ont longuement décrit leur technique (1), suivie à peu de choses près par les différents
expérimentateurs déjà mentionnés. Voici comment
nous avons vu procéder M. Pomaret au laboratoire
de la Faculté à l'Hôpital Saint-Louis, pour les recherches dont nous consignerons plus loin les résultats.

L'infection initiale est réalisée en pilant dans un
mortier stérile quelques « Argas persicus » parasités,
que l'on triture ensuite avec un peu d'eau physiologique. L'émulsion ainsi obtenue est injectée dans les
muscles thoraciques de poules saines, dont le sang est
minutieusement examiné tous les jours à l'ultra mi-

____

(1) Loco citato, pages **47** à **63**.

croscope (1) consécutivement à ce premier passage
du virus à l'animal, les spirilles se montrent tardive-
ment dans le sang (5°, 6°, 7° jour) ; dès que la maladie
paraît à son acmé, ce qu'indique la cachexie de l'animal coïncidant avec la présence de nombreux parasites dans le sang, on fonctionne à la seringue une
veine du pli de l'aile de l'animal infecté dont le sang
est recueilli dans du sérum physiologique citraté à
1 %. On s'arrange pour réaliser dans la seringue une
dilution de sang au 1/2 dans le milieu citraté ; on
homogénéise le mélange par agitation et on en injecte
1 cc. par kilogr. de poule saine, sans tenir compte du
nombre de parasites par unité de volume. Les animaux ainsi infectés sont observés, et leur sang examiné tous les jours. On remarquera que au fur et à
mesure que s'accroît la virulence du parasite en fonc-
tion des passages successifs d'animal à animal, passages répétés tous les 3 jours suivant la technique indiquée, parallèlement les spirilles apparaissent plus
tôt dans le sang, dès le lendemain même de l'infection après 15 à 20 passages. L'acmé de la maladie est
au 3° jour, la pullulation des spirilles dans le sang est
alors à son maximum et la guérison chimiothérapeutique d'autant plus difficile à obtenir. Le virus que
nous avons observé et qui en est au 77° passage à l'animal au moment où nous écrivons ces lignes, donnait
une mortalité de plus de 70 % chez les témoins non

---

(1) On peut encore expérimentalement réaliser l'infection, en
faisant piquer les poules saines par des argas, enfermés dans
un tube à essai, dont le bord libre est appliqué pendant une
demi heure sur les muscles thoraciques de l'animal à infecter.
Mais cette technique ne donne pas des résultats constants.

traités, la mort survenant les 4ᵉ ou 5ᵉ jours de l'infection, quelquefois même dès le 3ᵉ jour, à l'occasion de
la simple ponction veineuse de 3 à 4 cc. de sang, par-
fois même spontanément.

Pour l'étude chimiothérapeutique de l'arsenic, du
bismuth ou du mercure, sous leurs différentes formes, ces produits étaient injectés avec une seringue
stérilisée dans les muscles thoraciques de la poule
prise au 3ᵉ jour de l'infection et le sang était examiné à l'ultra microscope 24 heures après. Contraire-
ment à la manière de faire de P. Erlich et S. Hâta,
de A. Robert et B. Sauton qui notaient en chiffres le
nombre de parasites observés par champ à l'ultra microscope, M. Pomaret a toujours dans ses travaux
recherché la dose de médicament qui en 24 heures fait
totalement disparaître les spirilles du sang, et assure
la survie ; les animaux ne sont plus alors observés
quant au sang que pendant 4 ou 5 jours, nous devons
cependant ajouter que l'expérience n'est considérée
comme terminée que 15 à 20 jours après, c'est-à-dire
lorsque la poule a largement franchi les délais assi-
gnés à une évolution fatale de l'infection et a d'ordinaire retrouvé son poids initial, sinon engraissé. Telle
est la technique qui a permis à A. Sezary, M. Pomaret
et J. Didry, de comparer la valeur spirillicide de l'arsenic, du bismuth et du mercure qui va faire l'objet
du 3ᵉ chapitre de notre travail ; comme on le voit cette
technique est extrêmement simple, elle fournit très
rapidement des renseignements précis, en ce sens que
les animaux utilisés pesant d'ordinaire entre 1 et
2 kgr., il est facile de ramener sans cause d'erreur la
dose curative du médicament injecté à l'unité de

poids, il faut de plus utiliser ce dernier en quantités
pour lesquelles l'erreur pondérale ou volumétrique
n'est pas possible, à l'encontre des trypanosomiases
de la souris, animal qui ne pèse que 15 à 20 grammes,
et doit être injecté avec de faibles quantités de produit, de ce fait lorsqu'il s'agit de ramener les résultats au kgr. d'animal, les erreurs se multiplient de 40
à 66 fois. En résumé, les avantages de la spirillose des
poules comme test d'activité des médicaments antisyphilitiques se ramènent à : simplification de technique, par suite de l'inutilité des numérations de parasites si l'on dispose d'un virus mortel chez les témoins
dans plus de 70 % des cas ; obtention de résultats
beaucoup plus rapides et probants que la syphilis expérimentale du lapin et tout aussi rapides que les
trypanosomiases de la souris, et, enfin, absence complète de contagiosité du spirochœta gallinarum pour
l'expérimentateur. Comme on le voit, ces avantages
sont considérables et ne comportent qu'un seul in-
convénient, celui du prix élevé d'entretien d'un tel
virus lorsqu'il s'agit de faire en grand des essais en
série qui nécessitent à la fois et beaucoup d'animaux
et une installation spéciale.

CHAPITRE III

Activité spirillicide comparée des composés arsenicaux trivalents (606, 914, 132) et d'un dérivé
pentavalent le 190 de E. Fourneau ou acide ace-
tylamino-paraoxyphenylarsinique.

P. Erlich et S. Hata ont établi que la dose curative
de 606 par kgr. de poule infectée par spirochœta gallinarum, est de 0 gr. 0035 par kilog., ce qui représente
1/58 de la dose tolérée. A cette dose injectée au 2ᵉ jour
de l'infection, l'animal est débarrassé en 24 heures de
ses spirilles et survit ; par contre *« quand on n'institue
le traitement que trois jours après l'inoculation, alors
que le sang contient beaucoup de spirilles, une dose
un peu plus forte (0 gr. 01) est nécessaire »* ; comme

on le voit, le coefficient chimiothérapeutique $\left(\dfrac{C}{T}\right)$

n'est plus en ce cas que de 1/20 puisque d'après les
auteurs la poule malade tolère en injection intramusculaire 0 gr. 20 de 606 par kgr.

A. Sezary et M. Pomaret, qui ont repris ces expériences, non plus avec un virus mortel dans 30 % des
cas chez les témoins, mais dans la proportion de plus
de 70 %, donnent des chiffres quelque peu différents.
Les résultats consignés dans leur première communication (1), nous montrent que dans les mêmes conditions d'expérience (injection intra-musculaire ou mé-

(1) Société Médicale des Hôpitaux de Paris, 23 février 1923,
in Bulletin nᵒ 7, 29 février 1923.

dicament), il faut 0 gr. 015 de 606 pour stériliser en 24 heures 1 kgr. de poule, le coefficient chimiothérapeutique n'est plus alors que de 1/13 (1). Ce fait s'explique par la plus virulence des spirilles infectants et non par la moindre qualité du médicament injecté, étant donné que sept poules infectées ont été traitées avec du 606 « *Hyperidéal* » d'Erlich datant de 1911 et en parfaite conservation, nous devons ajouter à ce sujet que le produit français correspondant, l'arsenobenzol Billon s'est montré tout aussi actif. Ces résultats que nous tenons des auteurs cités qui ont bien voulu nous communiquer les résultats in extenso de leurs expériences nous montrent donc que pour l'étude en série des médicaments antisyphilitiques point n'est besoin de prendre comme étalon d'activité le 606 allemand comme l'indique A. Bruce Mac Collum dans le travail mentionné au précédent chapitre de cette étude ; nous verrons par la suite quel étalon spirillicide de constitution chimique et partant d'activité invariables nous avons vu adopter par M. Pomaret.

Si l'on répète les mêmes expériences avec le 914 (novarsénobenzol Billon) ou le 132 (éparséno), on voit que la dose curative moyenne est de 0,04 à 0,044 pour le premier et de 0 gr. 02 à 0 gr. 022 pour le second de ces produits, et de 0 gr. 10 si l'on injecte du 190 ou acide acétylamino paraoxyphényl arsinique. De tous ces composés arsenicaux le 606 se montre donc le

---

(1) La dose curative de 0 gr. 015 indiquée par les auteurs représente une moyenne, car il est à remarquer que certains animaux guérissent avec des doses plus faibles que certains autres, les poules notamment paraissent plus touchées par l'infection spirillaire que les coqs.

plus actif, ces faits ne peuvent s'expliquer autrement que par sa plus longue rétention dans l'organisme. On sait en effet que le 606 s'insolubilise rapidement par suite de sa transformation en un complexe protéino arsénophénolique (E. Jeanselme et M. Pomaret) qui doit se désintégrer plus lentement que les combinaisons correspondantes des novarsénicaux, on ne trouve guère d'autre explication pour expliquer cette supériorité, car comme l'a montré M. Pomaret, toute l'activité des arsenobenzènes quels qu'ils fussent se ramène à leur constituant fondamental, l'amino-arsénophénol, ainsi que le prouve le 132 réalisé par lui, et dépend donc pour les novarsénicaux de leur teneur pour cent en cette dernière base et pour les arsenicaux aromatiqus en général de leur teneur en arsenic (1).

C'est pour cette dernière raison que A. Sezary et M. Pomaret expriment leurs conclusions définitives sur l'activité spirillicide des arsenicaux, en indiquant non seulement les doses curatives en poids de sel, mais encore la teneur en arsenic de la dose curative. On sait que l'arsenobenzol contient sensiblement 34 à 35 % d'arsenic, le novarsénobenzol (914) 19 à 20 %, le 132 (éparséno) 40 %, le 190 de E. Fourneau, (sous la forme acide, 27,3 %). A l'aide de ces données, les auteurs cités ont pu établir que : « 1 gr. d'arsenic (606) injecté dans les muscles, a le même pouvoir spirillicide que 1 gr. 54 à 1 gr. 69 d'arsenic, 914 ou 132, et que 5 gr. d'arsenic, 190 ». Les expériences qui ont permis de fixer ces résultats ont été faites en injectant dans les muscles thoraciques des poules, des.

____

(1) M. Pomaret : l'Hôpital, n° 44, avril 1921, pages 839-840.

solutions hyperglycosées, fraîches, de ces différents produits, au même taux de dilution ; si on les compare à celles de P. Erlich en ce qui concerne le 606, il n'apparaît pas que ces solutions hyperglycosées se montrent plus actives que les solutions aqueuses à l'encontre des opinions émises par Prenter (de Vienne) et R. Duhot (de Bruxelles), pour lesquels l'activité spirillicide des arsénobenzènes sur *tréponema pallidum*, dans le chancre ou les plaques muqueuses est plus rapide lorsqu'on les injecte en solution hyperglycosées qu'en solution aqueuse (1).

Si maintenant, on répète les mêmes essais thérapeutiques sur la poule infectée dans les mêmes conditions, non plus en injectant les médicaments, mais en les faisant absorber per os, on constate comme l'ont montré récemment A. Sezary et M. Pomaret, qu'il est possible de guérir les animaux par ce mode d'absorption. On comprend tout l'intérêt que pourrait présenter le traitement de la syphilis par voie buccale, ce qui faisait écrire à E. Fourneau bien avant sa découverte du 190 : « *Si mieux encore on pouvait trouver des médicaments qui guériraient la syphilis aussi radicalement que le 606 par la simple absorption, par la voie stomacale, on aurait réalisé un progrès très sérieux* (2). »

------

(1) Toutes ces constatations nous permettent de prévoir que le diglucoside-dioxydiamino-arsénobenzol récemment étudié par Aubry et Dormoy, (Acad. Sciences 6 novembre 1922) et A. Luquet (thèse Doct. Méd. 1923), ne tirera aucune activité spéciale de sa constitution glycosique, son activité ne dépendra que de sa teneur en arsenic.

(2) E. Fourneau. — Préparation des médicaments organiques, page 142.

Un pas considérable a été réalisé dans ce sens par ce savant, dont les recherches se sont orientées vers une classe de corps, le 189 (acide para amino oxyphényl arsinique et le 190 qui est son dérivé acétylé) ; composés qui ont sur les arsénobenzènes l'avantage d'être d'une composition constante et d'une grande stabilité. L'étude expérimentale du 189 et du 190 faite par C. Levaditi et Navarro Martin, et les recherches cliniques de MM. Fournier, Guénot et Swartz, ont abouti à la consécration de la grande valeur du 190. Employé en ingestion, cette méthode permet comme l'ont montré les auteurs cités de réaliser la prévention de la syphilis et d'en cicatriser rapidement les lésions. Nous n'entrerons pas dans l'analyse de ces travaux qui ont fait l'objet de très récentes publications, ce qui sortirait du cadre que nous nous sommes fixés dans ce travail, mais cependant il est un point qui mérite un intérêt, c'est de savoir si l'arsenic pentavalent du 190 où Stovarsol qui ne s'emploie que par la bouche sous forme de comprimés, représente une meilleure forme de médication arsenicale par cette voie que les composés trivalents arsénobenzoliques. Un travail récent de A. Sezary et M. Pomaret va répondre à ces objections. Ces auteurs ont donc étudié l'action par voie buccale des composés dont ils avaient déterminé la valeur curative en injection en prenant comme étalon un sel fixe dans sa constitution, le **190**.

Au 3° jour de l'infection expérimentale de la poule par *spirochœta gallinarum*, la dose stérilisante de 914 (novarsénobenzol) administré soit en comprimé soit en pilules, est de 0 gr. 25 à 0 gr. 30 par kilogr. d'animal, et avec le 190 de E. Fourneau, de 0 gr. 30. Ces résultats nous montrent que les rapports des doses curatives par voie buccale, aux doses curatives en injection sont :

$$\frac{0{,}04 \text{ à } 0{,}04\text{\i}}{0{,}25 \text{ à } 0{,}30} \text{ pour le 914 et } \frac{0{,}10}{0{,}30} \text{ pour le 190}$$

d'où il apparaît que dans l'infection expérimentale prise comme test, la médication arsenicale par ingestion se montre 6 à 7 fois plus faible qu'en injection intramusculaire pour le 914 et seulement 3 fois pour le 190. Ces résultats, en ce qui concerne le 914, sont donc très différents de ceux de Schamberg, Kolmer, Raiziss, qui ont utilisé ce produit dans le traitement par voie buccale de la syphilis et lui attribuent par ce mode d'emploi une action curative égale à **40 à 50 %** de l'effet produit par voie intraveineuse. Nous considérons comme beaucoup plus exacts les **chiffres** de A. Sezary et M. Pomaret, étant donné que d'autres auteurs, notamment Alex. Renault qui ont utilisé le 606 par la bouche dans le traitement de la syphilis n'ont pas communiqué des résultats aussi favorables que les auteurs américains. Cependant Ferond et Wigdooghe ont publié des résultats intéressants avec les noversénobenzènes per os, de même que V. Brochard qui a traité plusieurs cas de pian avec le Novarsénobenzol et Beurnier et Clapier avec le 190.

Quoi qu'il en soit de ces faits cliniques, si l'on revient aux seuls résultats expérimentaux précédemment rapportés, on voit que le 190 d'action curative faible en injection, se montre presque l'égal des arsénobenzènes en ingestion. D'après les auteurs qui en ont fait l'étude comparée, le fait s'expliquerait par une absorption intestinale plus considérable pour le

190 que le 914. En effet, le 190 peut se transformer dans l'intestin en sel alcalin soluble et très dialysable, alors que le 914 reste ce qu'il est. A ce propos l'analyse des urines, après ingestion de ces produits, permet de les y mettre en évidence sous la même forme que s'ils avaient été injectés ; on peut contrôler ce fait en pratiquant directement l'azoréaction, (1) sur les urines s'il s'agit de 914, soit après hydrolyse s'il s'agit de 190. Dans ce dernier cas, il suffit d'en additionner 10 cc., de 2 à 3 cc. de SO^4H^2, au quart et de porter le tout pendant 15 minutes au bain marie bouillant, après refroidissement l'azoréaction est pratiquée comme d'ordinaire. Ces- constatations nous montrent que les arsenicaux franchissent la barrière intestinale avec leur architecture moléculaire complète, on comprend donc qu'ils puissent exercer leur action spirillicide et réaliser de ce fait la prévention de la syphilis, comme l'ont montré les travaux précédemment mentionnés.

II. — ACTION SPIRILLICIDE DES COMPOSES BISMUTHIQUES ET MERCURIELS

Dans un même paragraphe nous avons jugé utile de rapprocher le bismuth du mercure, étant donné que ces deux métaux agissent en tant que corps simples, ainsi qu'on le constate en injectant non leurs sels, mais simplement le bismuth métal réduit, le mercure (huile grise) ; de plus les poids moléculaires,

---

(1) Technique de M. Pomaret, décrite par Ph. Bertin (In Thèse Médec. 1922 ; l'Amino-Arséno Phéno (132) dans le Traitement de la syphilis par la voie intra-musculaire.

208 pour Bi, et 200 pour Hg. les rapprochant énor-
mément dans la nomenclature chimique, on s'explique donc et leurs propriétés curatives analogues et
la similitude des signes d'intoxication qu'ils détermi-
nent.

Nous ne reviendrons pas sur les travaux qui ont en-
richi la médication antisyphilitique par la découverte
des propriétés spirillicides du bismuth, travaux mentionnés dans le premier chapitre de ce travail et dont
nous ne retiendrons que celui de Sauton et Robert,
qui a été en quelque sorte la clef de voûte de la question. Tout cela nous le devons à leur découverte des
propriétés curatives de ce métal sur la spirillose des
poules, mais étant donné ses analogies avec le mercure, la question qui se pose est de savoir s'il est plus
actif que ce dernier, et quelle est sa valeur thérapeutique comparée à celle des arsénobenzènes. Les faits
montrent qu'il est très nettement supérieur au mercure, et d'action plus faible que les arsénicaux, telle
est du moins l'opinion la plus couramment admise,
mais qu'il y avait intérêt à contrôler par la méthode
expérimentale. Pour ce faire, M. Pomaret et J. Didry (1) ont étudié comparativement sur la spirillose
des poules, suivant la technique précédemment décrite, l'activité spirillicide de quelques sels bismuthiques et mercuriels, solubles et insolubles, et voici
quels sont les résultats numériques des recherches
ayant porté sur 80 poules tant pour la toxicité sur cet

____

(1) Communication à la Société Française de dermatologie
et de syphiligraphie, 19 avril 1923. M. Pomaret et J. Didry. —
Mercure et bismuth. Étude expérimentale de leur activité spirillicide et de leur toxicité comparées.

animal que l'action curative sur la spirillose, traitée
au 3ᵉ jour de l'infection.

Avec le sublimé, le benzoate, le cyanure de Hg. on
n'enregistre que des échecs thérapeutiques, étant donné
que les doses curatives confinent aux doses toxiques
par suite de l'hyporésistance des animaux malades
près de deux fois plus sensibles que les animaux sains,
fait déjà mentionné par L. Launoy dans ses recherches sur le même sujet et qui ont porté sur des sels
organo-mercuriels complexes, de la série cyclique
(*dioxyphényl mercure ; phényl méthyl amino acé-
tate de potasse, dithiocarbonate de Hg. ; salicylate de
Hg.*), etc, préparés par E. Fourneau.

Pour les 3 sels de mercure mentionnés (1) qui sont
d'un usage courant dans la thérapeutique, les doses
de Hg. métal de l'un ou l'autre de ces sels, allant de
0 gr. 013 à 0 gr. 02 injectées par voie intramusculaire,
ne font pas disparaître les spirilles du sang et laissent
évoluer l'infection. Par contre, les doses stérilisantes
au 3ᵉ jour de la maladie exprimées en Bi métal, sont
pour le *tartro bismuthade soluble* : minima 0 gr. 013
maxima 0 gr. 018 et pour *l'éthylène diamino bismutho gallate :* minima 0 gr. 01, maxima 0 gr. 018. Ce
dernier pour la première fois réalisé par Pomaret, se
montre le moins toxique des sels solubles actuelle-
ment connus, de par le fait que le bismuth s'y trouve
dans une molécule de la série cyclique totalement or-
ganique à l'encontre de nombre des sels déjà utilisés
qui sont à structure linéaire. Le tartro bismuthate de
K et Na soluble est tolérée par kgr. de poule à la dose

____

(1) Sublimé, Benzoate et Cyanure de Hg.

de 0 gr. 12 à 0 gr. 14 en injection intramusculaire, et l'éthylène diamino bismutho gallate à la dose de 0 gr. 15 à 0 gr. 20, ces chiffres exprimant des centigrammes de bismuth correspondant à 0 gr. 30, 0 gr. 35 du premier de ces sels et 0 gr. 50, 0 gr. 65 du second, nous devons signaler à côté de ces chiffres que le mercure se montre considérablement plus toxique pour la poule, qui ne tolère en injection intramusculaire que 0 gr. 02 à 0 gr. 022 de Hg. sous les formes (benzoate-sublimé), et encore moins sous la forme cyanure.

Les chiffres donnés par M. Pomaret et J. Didry nous mettent donc en présence de résultats : (coefficients chimiothérapiques), extrêmement favorables, ainsi que l'indiquent les rapports des doses curatives aux doses tolérées ($\dfrac{C}{T}$) qui atteignent 1/8,5 pour le *tartro bismuthate soluble* et 1/12 pour *l'éthylène diamino bismutho gallate* ; rien de comparable ne s'observant avec le mercure, nous sommes en droit, les faits considérés du seul point de vue expérimental sur lequel nous nous sommes placés, de ne lui attribuer qu'une valeur spirillicide très faible comparée à celle du bismuth soluble.

En ce qui concerne le meilleur mode d'emploi des bismuths solubles, on constate en comparant les expériences de E. Robert et B. Sauton et celles de Pomaret, qu'une même dose de tartro bismuthate soluble se montre pour le moins deux fois plus active en injections intra-musculaires qu'en injections intra-veineuses, étant donné que les premiers auteurs mentionnés utilisaient 0 gr. 01 à 0 gr. 015 de ce sel six heures.

après l'infection et à nouveau la même dose à la tren-
tième heure, soit au total 0 gr. 02 à 0 gr. 03 de Bi métal
intra-veineux, alors que dans des conditions plus dé-
favorables (traitement appliqué seulement au 3ᵉ jour),
on obtient avec le même sel et par voie intra-
musculaire la guérison avec l'unique injection d'une
dose moitié moindre.

M. Pomaret et J. Didry, étudiant par les mêmes
méthodes l'action thérapeutique de quelques sels insolubles de Hg. et Bi, constatent que : avec l'huile
grise, même à la dose de 0 gr. 07 Hg. métal par kgr.
de poule, l'infection spirillaire évolue comme si l'on
n'avait institué aucune thérapeutique ; avec le calomel en suspension huileuse et à une dose correspondant à 0 gr. 05 Hg. par kgr. les spirilles ne disparaissent du sang qu'en 48 heures, mais si l'on tient compte
de sa faible toxicité puisqu'il est toléré à cette dernière dose par la poule sans autre phénomène que de
l'amaigrissement, le calomel apparaît dans l'infection
prise pour test comme très nettement supérieur à
l'huile grise au benzoate et au cyanure.

Les auteurs, en répétant ces expériences avec les
produits bismuthiques insolubles, constatent qu'avec
l'iodo bismuthade de quinine, il faut arriver à 0 gr. 07
de Bi métal par kgr. pour faire disparaître les spirilles
du sang en 48 heures, avec l'hydroxyde de bismuth
entre 0 gr. 08 et 0 gr. 12 Bi par kgr., les spirilles persistent 48 et même 72 heures, avec le bismuth pur,
obtenu par réduction et mis en suspension isotonique,
la dose de 0 gr. 036 laisse évoluer l'infection vers la
mort et il faut atteindre 0 gr. 09 Bi par kgr. pour
stériliser la poule en 48 heures.

Ces dernières expériences montrent donc que la vitesse d'ionisation in vivo des sels mercuriels et bismuthiques insolubles est très lente et très faible comparée à celle de leurs sels solubles. *Dans une infection à marche rapide, telle que la spirillose, les bismuths insolubles n'exercent d'action thérapeutique qu'à doses 6 à 8 fois plus élevées que les sels solubles et encore en seulement 48 heures.*

Sur 15 animaux pris soit au 2ᵉ ou au 3ᵉ jour de l'infection spirillaire, ils ont pratiqué le traitement mercuriel et bsimuthique « per os » en leur faisant ingérer en 6 à 8 heures des doses fractionnées de ces produits sous la forme pilulaire. Avec le sublimé (pilules de Dupuytren exemptes d'opium), les doses de 0 gr. 053 de Hg. par kgr. ne donnent aucun résultat, il en est de même avec le protoiodure (pilules de Ricord exemptes d'opium) même jusqu'à 0 gr. 20 de Hg. par kgr. ; avec le mercure métallique brut (pilules bleues) dans un cas sur deux la guérison a été obtenue en 48 heures avec 0 gr. 33 de Hg. métal. Par contre, le calomel leur a donné de meilleurs résultats « per os » dans 40 % des cas traités. Avec un virus faible notamment des doses fractionnées représentant au total 0 gr. 16 à 0 gr. 18 de Hg. par kgr. ont amené la guérison en 24 heures, nous devons cependant signaler avec un virus plus actif des échecs à 0 gr. 68 Hg. calomel par kgr.

Avec les sels bismuthiques « per os », ils ont constaté que les doses fractionnées de 0 gr. 25 de Bi sous la forme tartro-bismuthate soluble, de 0 gr. 35 par kgr. de Bi (carbonate) ne donnent aucun résultat si le traitement n'est poursuivi qu'un jour ; par contre, s'il l'est les 2ᵉ et 3ᵉ jours de l'infection et qu'on atteigne une dose de 0 gr. 43 de Bi insoluble (gallate, iodo-bismuthate, etc.) on peut, dans quelques cas, observer la guérison avec survie.

Les seules constatations intéressantes qui ressortent de ces expériences par voie buccale, assez peu complètes cependant pour autoriser des conclusions définitives, sont que les médications mercurielles et bismuthiques par cette voie sont d'effet nul dans la spirillose si l'on emploie des sels solubles, par suite sans doute de leur rapide sulfuration dans l'intestin, mais qu'elles agissent par contre sous forme insoluble dans un grand nombre de cas et à condition de fractionner les doses. Pour faible qu'on la puisse supposer, après absorption « per os », l'assimilation du mercure et du bismuth, lorsqu'elle se fait, est cependant notable puisqu'elle permet d'enrayer l'évolution pourtant rapide d'une infection mortelle chez les témoins ; mais à ce point de vue, on peut conclure que les faits ne sont en rien comparables à ceux observés avec les arsénicaux, qui possèdent « per os » une remarquable constance d'action aux doses rapportées dans le précédent paragraphe.

Les travaux que nous venons de passer en revue nous montrent donc que : les bismuths solubles (tartro-bismuthate et surtout éthylène diamino bismutho gallate) les plus actifs des sels que nous ayons étudiés, exercent sur spirochœta gallinarum un pouvoir spirillicide à des doses auxquelles les mercuriaux solubles n'agissent pas ; de plus, leur meilleur mode d'emploi est réalisé par voie intra-musculaire qui se montre deux fois plus active que la voie veineuse ; les bismuths solubles ici étudiés, dix fois moins toxiques en injections sous-cutanées qu'en injections intra-veineuses, agissent d'une façon constante à doses six à huit fois plus faibles que les sels insolubles.

III. — ACTION DES COMPOSES IODES
SUR LA SPIRILLOSE

A l'instigation de M. Pomaret, nous avons complété notre travail sur l'activité spirillicide des médicaments antisyphilitiques en procédant à quelques essais thérapeutiques sur la spirillose avec l'iode et l'iodure de potassium. On connaît depuis longtemps l'action cicatrisante de KIT sur les gommes syphilitiques et les lésions osseuses de la période tertiaire, il n'était donc pas sans intérêt de vérifier si ce sel agissait en tant que spirillicide. Voici le résultat de nos expériences :

3 poules infectées dans les conditions précédemment décrites ont reçu au troisième jour de l'infection des injections intra-musculaires d'iode en combinaison huileuse à des doses allant de 0 gr. 06 à 0 gr. 20 par kgr. ; l'effet thérapeutique a été nul, et les spirilles ont persisté dans le sang jusqu'à la mort des animaux.

On pouvait conclure de ces échecs que les doses d'iode injectées étaient trop faibles, nous avons donc procédé aux deux essais suivants, en nous plaçant dans des conditions plus favorables : traitements appliqué au 2e jour de l'infection et à très fortes doses.

Coq, n° 37, 1 kgr. 35. — Deux jours après l'inoculation, la présence de spirilles étant constatée dans le sang, reçoit dans les muscles thoraciques, 0 gr. 30 de KIT en solution aqueuse. L'ultra montrant encore de nombreux spirilles le lendemain on injecte à nouveau 0 gr. de KIT. Les spirilles persistent jusqu'à la mort qui survient au 4e jour de l'infection.

Coq 139, poids 1 kgr. 740 au moment de l'inoculation et 1 kgr. 580 2 jours après. — La présence de spirilles dans le sang constatée à l'ultra, nous injectons 1 gr .27 d'iodure de potassium par gramme en solution aqueuse, injection intra-musculaire, mi-partie sous-cutanée, le lendemain nombreux spirilles, nous injectons alors dans les muscles thoraciques de l'animal 0 gr. 75 par kgr. d'iode huileux (lipiodol). Malgré ces doses considérables d'iodure et d'iode, l'infection spirillaire évolue et l'animal meurt le 5e jour ne pesant plus que 1 kgr. 360 et encore infecté de nombreux parasites observés dans le sang prélevé par ponction du cœur.

Nous n'avons pas poussé plus loin nos expériences, suffisamment concluantes pour montrer que même à doses considérables, l'iode ne possède aucune activité spirillicide, son mécanisme d'action thérapeutique sur les accidents tertiaires de la syphilis doit donc être d'un tout autre ordre que celui des spécifiques que nous avons précédemment étudiés, qui agissent sur le parasite infectant alors que l'iode ne modifierait que le terrain infecté.

CHAPITRE IV

Comparaison des résultats sur l'activité spirillicide des dérivés arsenicaux, bismuthiques et mercuriels.

Comme on l'a vu dans le précédent chapitre, tous les résultats quels que fussent les composés étudiés, sont ramenés à la dose de métalloïde ou de métal actif, (As, Bi, Hg.) qui stérilise en 24 heures 1 kgr. de poule au 3e jour de l'infection spirillaire. Comme nous l'avons montré, il importe non de comparer des sels, qui sont de constitutions chimiques très diverses, mais un poids donné du corps simple dont ils tirent leur activité spirillicide, seule manière de faire, qui puisse nous renseigner sur la plus grande valeur thérapeuthique de tel ou tel genre de combinaison chimique.

En prenant les moyennes des résultats précédemment rapportés on constate que, toutes conditions d'expérience étant égales : 5,2 milligrammes d'arsenic sous la forme 606, 8 milligrammes forme 914 ou 132, 27 milligrammes forme 190, exercent les mêmes effets sur l'infection spirillaire de la poule. Pour obtenir les mêmes résultats, avec les bismuths solubles et en prenant comme terme de comparaison le tartro bismuthate de K et Na (l'éthylène diamino bismutho gallate), on voit qu'il faut atteindre la dose moyenne de (0 gr. 01 à 0 gr. 018) soit 14 milligrammes de bismuth.

Avec les bismuths insolubles (iodo bismuthate de quinine, bismuth réduit en suspension isotonique, hy-

droxyde de bismuth) les doses de métal actif allant
de 70 à 120 milligrammes sont nécessaires pour pro-
duire les mêmes effets thérapeutiques en seulement
48 heures.

L'arsenic des novarsénicaux se montre donc sensiblement 2 fois plus spirillicide que le plus actif des
bismuths solubles, et près de 9 à 12 fois plus que les
bismuths insolubles. Il va sans dire que le dernier de
ces résultats n'a de valeur absolue que pour une infection aiguë à marche rapide telle que la spirillose
des poules, mais non pour une affection chronique
comme la syphilis, vis-à-vis de laquelle les sels insolubles de Bi donnent d'excellents résultats. On comprend facilement que pour enrayer l'évolution d'une
infection rapidement mortelle les meilleurs résultats
soient obtenus avec les sels solubles, rapidement dif-
fusibles, et qui se montrent de ce fait d'action plus
rapide et à doses moindres que les sels insolubles d'ionisation trop lente.

Si maintenant on compare le bismuth au mercure,
on constate de par les résultats ici rapportés, qu'une
comparaison numérique n'est pas possible en ce qui
concerne les sels solubles de ce dernier (benzoate, sublimé, cyanure), de par ce fait que les doses toxiques
pour l'animal malade sont inférieures à la dose curative qui ne peut être alors déterminée. Les mercuriaux
solubles apparaissent donc d'un coefficient chimiothé-
rapeutique ($\dfrac{\text{dose thérapeutique}}{\text{dose tolérée}}$) de valeur nulle
vis-à-vis des bismuths solubles.

Par contre le calomel en suspension huileuse, tel
qu'il est utilisé en pratique, guérissant la poule, sans

signes d'intoxication à la dose de 50 milligrammes de Hg., par kgr., dans les mêmes délais que 70 milligrammes de Bi insoluble sous la forme iodo bismuthate, se montre plus spirillicide que ce dernier. Les faits expérimentaux montrent donc que le calomel est un excellent spirillicide.

En dernière analyse, l'infection spirochétienne de la poule étant le test adopté, si on prend comme étalon d'activité le 914 (novarsénobenzol) et le 132 (Eparséno) injectés dans les muscles, et après que leur dose curative a été déterminée par rapport à un étalon arsenical de constitution chimique fixe, le 190 de E. Fourneau et partant d'activité invariable, on voit que :

Un centigramme d'arsenic sous la forme trivalente novarsénobenzolique 914 ou 132 possède le même pouvoir spirillicide que :

2 centigrammes de Bi sous la forme soluble ;

6 centigrammes de Hg. insoluble (calomel) ;

8,7 centigrammes de Bi insoluble (iodo bismuthate) ;

11 centigrammes de Bi réduit pur (suspension en milieu isotonique) ;

12 centigrammes de Bi insoluble (hydroxyde) ;
et un nombre de centigramme encore beaucoup plus élevé de mercure soluble sous les formes (benzoate, sublimé, cyanure).

Ce résumé synthétique nous montre donc en dernière analyse, l'exactitude des vues du professeur E. Jeanselme et de ses élèves lorsqu'ils préconisèrent l'emploi clinique du bismuth sous la forme soluble.

Nous nous résumerons donc en concluant, faits expérimentaux à l'appui, que l'avenir thérapeutique de ce dernier paraît devoir être sous la forme soluble, et que s'il est appelé à se substituer au mercure, les arsénobenzènes garderont longtemps encore la première place dans le traitement d'assaut de la syphilis, le bismuth paraissant devoir être une médication d'entretien de premier ordre. Telles sont nos conclusions générales basées sur des faits expérimentaux et qui viennent corroborer l'opinion des cliniciens autorisés et pour lesquels les médications antisyphilitiques se classent par ordre d'activité décroissante dans l'ordre : arsenic, bismuth, mercure.

CONCLUSIONS

De l'ensemble de notre étude sur l'activité spirilli-cide des composés arsenicaux, bismuthiques, mercu-riels et iodés, nous pensons pouvoir tirer les conclu-sions suivantes, basées sur les faits expérimentaux :

1° Pour la détermination et la mesure de l'activité spirillicide d'un médicament destiné au traitement d'une spirillose telle que la syphilis, de multiples ar-guments militent en faveur de l'emploi d'une spiril-lose expérimentale, notamment celle de la poule in-fectée par « *spirochœta gallinarum* ».

2° Les résultats que permet d'obtenir cette dernière infection, suivant la technique de M. Pomaret, sont plus rapides que ceux fournis par la syphilis expé-rimentale du lapin, et, beaucoup plus précis que ceux fournis par les trypanosomiases de la souris ; soit qu'il s'agisse d'exprimer par des chiffres et avec le minimum de causes d'erreur les doses toxiques et les doses tolérées par kgr. d'animal, soit d'effectuer de nombreuses recherches en série.

3° De l'emploi de la spirillose des poules comme test d'activité des médicaments antisyphilitiques em-ployés en injection, il ressort que : l'arsenic pentava-lent sous la forme « 190 » de E. Fourneau, se montre 5 fois plus faible que celle de l'arsenic trivalent du 606 et 3,3 fois plus faible que celle du 914 et du 132.

4° Par contre, à doses fractionnées, absorbées « per os », le 190 se montre presque aussi actif que le 914 sur la spirillose et possède sur ce dernier le grand avantage d'être de composition fixe et très stable et partant d'une grande constance d'action, ce qui en justifie l'emploi dans le traitement prophylactique de la syphilis comme l'ont préconisé C. Levaditi et Navarro-Martin.

5° Des résultats expérimentaux rapportés dans notre étude, il ressort que : l'arsenic des arsénobenzènes 914 et 132 possède un pouvoir spirillicide au moins deux fois supérieur à celui du bismuth soluble même sous les formes les plus actives.

6° Le traitement par le bismuth sous la forme soluble préconisé par le professeur E. Jeanselme et son école, se montre expérimentalement chez la poule infectée 6 à 8 fois plus actif que le traitement par les sels insolubles en suspension huileuse. De plus on constate que les sels solubles de bismuth se montrent deux fois plus actifs en injection intramusculaire qu'intraveineuse et que la toxicité par cette dernière voie est dix fois plus grande que par la voie sous-cutanée.

7° Les sels solubles de mercure, pour lesquels les doses toxiques et stérilisantes sont du même ordre chez la poule infectée, jouissent d'un pouvoir spirillicide à ce point faible, qu'on ne peut expérimentalement pas l'apprécier. Par contre le calomel possède une action curative du même ordre que les sels insolubles de bismuth.

8° L'iode et les iodures n'ont aucun pouvoir spirillicide.

Paris, le 30 avril 1923.

BIBLIOGRAPHIE

Aubry et Dormoy. — Sur un glucoside arsenical ; le diglucoside dioxydiamino arsénobenzol. (Ac. des Sciences 6 novembre 1922).

Borrel et Marchoux. — Argas et spirilles. C. R. Soc. Biol.

Bruce Mac Collum. — The trypanocidal activity of Arsphenamin, néoarsphenamin and Sodium Arsphenamin. The Uro-
logie and Cutaneous Review. Vol. XXVI, n° 5, 1922.

Beurnier et Clapier. — Traitement du pian par le 189 administré par voie buccale. Bull. Soc. Pathol. Exot. T. XV, n° 7,
1922.

V. Brochard. — Dix cas d'administration du novarsénobenzol
par voie buccale. Bull. Soc. Pathol. Exot. 8 janvier 1920.

Dale. — Reports of the Medical Research Committee. 1920 et
années suivantes.

J. Danysz. — De l'emploi de quelques combinaisons médica-
menteuses nouvelles dans le traitement des trypanosomiases. Compte rendu Acad. Sc. 1913, 157, 644.

J. Didry. — Recherches expérimentales sur la Toxicité des sels
solubles de bismuth. (Thèse Doct. Méd. Paris 1922).

P. Erlich et S. Hata. — La chimiothérapie expérimentale
des spirilloses. Traduction française de E. Emery, Paris,
1911.

E. Fourneau. — Préparation des médicaments organiques. Paris 1921.

Fournier, Levaditi, Navarro-Martin et Schwartz. — Action
préventive dans la syphilis, du dérivé acétylé de l'acide
oxyamino phénylarsinique (sel de soude) ; Comptes rendus
Acad. Sciences, CLXXIV, n° 21, 22 mai 1922.

Fournier, Guénot et Schwartz. — Premiers résultats du traitement de la syphilis par l'acide oxyamino phényl arsinique, (sel de soude ou 189). Annales Inst. Pasteur, XXXVI,
n° 1, janvier 1922.

Fournier, Levaditi, Navarro-Martin et Schwartz. — Action
préventive dans la syphilis du dérivé acétylé de l'acide
oxyamino phényl arsinique, (sel de soude) ; Comptes rendus Acad. Sciences, CLXXIV, n° 21, 1380.

Fourneau. — Sur l'emploi de l'acide oxyamino phényl arsinique et des acides arylarsiniques en général dans le traitement des spirilloses et des trypanosomiases. Annales Inst.
Pasteur. XXXV, n° 9, septembre 1921.

Fourneau et Navarro-Martin. — Traitement des trypanosomiases expérimentales par les acides oxyamino phényl arsiniques. Comptes rendus Soc. Biologie, LXXXVI, n° 37, 9 décembre 1922.

Jeanselme, Chevalier, Pomaret, Blamoutier et Joanon. — Sur l'emploi du tartro bismuthate soluble dans le traitement de la syphilis. (Bull. Soc. franç. Dermat. et Syphil., janvier 1922).

Jeanselme et Rist. — Précis de pathologie exotique, 1909.

Jeanselme et Pomaret. — Recherches expérimentales sur une nouvelle préparation organo-arsénicale injectable par voie intra-musculaire. Acad. de Médec., novembre 1925.

W. Kolle. — La Bactériologie expérimentale. 3e édition française 1918. Chapitres : Syphilis, Spirilloses, Trypanosomiases.

Laveran et Mesnil. — Trypanosomes et trypanosomiases. 2e édit., Paris 1912.

Laveran et Mesnil. — Recherches morphologiques et expérimentales sur le trypanosome du Nagana. Ann. Inst. Pasteur, 1912.

L. Launoy et C. Levaditi. — Sur la thérapeutique mercurielle de la syphilis expérimentale du lapin et de la spirillose brésilienne. C. R. Soc. Biol. T. 153, 304, 1911, et 153, 1520, 1911, T. 74, 18, 1913.

Levaditi. — Contribution à l'étude de la spirillose des poules. Ann. Inst. Pasteur, 1904.

L. Launoy et C. Levaditi. — (Syphilis du lapin et spirillose des poules. Création d'une race de tréponema pallidum résistante du mercure). C. R. Soc. Biol. T. 72, 653, 1912.

L. Launoy et Levy-Bruhl. — Les variations numériques et morphologiques des globules blancs chez les poules infectées de spirochœta gallinarum. C. R. Soc. Biol. T. 74, 754, 1913. Sur l'anémie observée chez la poule au cours de l'infection par le spirochœta gallinarum. C. R. Soc. Biol. T. 75, 517, 1914.

Levaditi et Navarro-Martin. — Action préventive et curative dans la syphilis du dérivé acétylé de l'acide oxyaminophényl arsinique, (sel de soude). Comptes rendus de l'Académie des Sciences CLXXIV, n° 13, 27 mars 1922. Action thérapeutique de l'acide oxyamino phényl arsinique dans la spirillose des poules et la syphilis expérimentale du lapin. Annales Institut Pasteur, XXXVI, n° 1, janvier 1922.

Levaditi et Navarro-Martin (pour la partie expérimentale) et Fournier, Guénot et Schwartz (pour la partie clinique.) —— Recherches sur l'action curative et préventive de l'acide

acétyle oxyaminophényl arsinique (190 ou stovarsol) administré par voie digestive dans la syphilis. (Annales de
l'Institut Pasteur, XXXVI, n° 11, novembre 1922.

Luquet. — Quelques actions physiologiques du diglucoside,
dioxydiamino-arsénobenzol. (Thèse Doct. Médec. Paris
1923.)

Metchnikoff. — La syphilis expérimentale. Bull. Inst. Pasteur, 1905.

Metchnikoff et Roux. — Etudes expérimentales sur la syphilis,
mémoires I-IV, Ann. Inst. Pasteur, 1903, 1905.

Navarro-Martin et Stefanopoulo. — Action de l'aminophényl
arsinate de soude sur les trypanosomiases expérimentales
du cobaye. Comptes rendus Soc. Biologie, LXXXVI, n° 37,
9 décembre 1922.

Nicolle et Mesnil. — Traitement des trypanosomiases par les
couleurs de benzidine. Ann. Inst. Pasteur, 1906 et 1908.

Nicolle. — Recherches expérimentales sur l'inoculation de la
syphilis au singe. Ann. Inst. Pasteur, 1903.

M. Nierenstein. — Comparative chemo-therapeutical study of
atoxyl and trypanocides Ann. Tropical Medicine and para-
sitology, 1908 (II), 3, 249.

M. Pomaret. — Bases expérimentales de l'arsénothérapie de la
syphilis par la voie intra-musculaire. Presse Médicale n° 12,
11 février 1922.

M. Pomaret et J. Didry. — Mercure et bismuth. Etude expérimentale de leur activité spirillicide et de leur toxicité
comparées. Soc. franç. Dermat. et Syphiligr., 19 avril 1923.

L. Pierce and W.-H. Brown. — (Inst. Rockfeller). — Thera-
peutic Action of tryparsamide upon experimental infections
of « trypanosoma rhodesiense ». Journ. of exp. Medic. t.
XXXIII, février 1921.

Alex. Renault. — Note sur le traitement « per os » du 606 Soc.
Méd. des Hôp. Paris 9 mars 1923. Bulletin Soc. Méd. Hôp.,
Paris n° 9, mars 1923.

Schaudinn. — Zur Kenntniss der spirochœta pallida. Deutsche
Méd. Woch. 1905.

Schaudinn et Hoffmann. — Vorlaüfiger Bericht über das Vor-
kommen von spirchäten, etc. Arbeiten ans dem Kais. Ge-
sundheitsanit., tome 22, 1905 ; Deutsche Med. Woch, 1905.

J.-F. Schamberg, J.-A. Kolmer et G.-W. Raiziss. — A comparative study of the trypanocidal activity of arsphenamine
and neoarsphenamine. Americ. Journ. of. Med. Sc. t. CLX,
juillet 1920.

Sauton et Robert. — Action du bismuth sur la spirillose des
poules. (Ann. de l'Institut Pasteur, 1916).

Sazerac et Levaditi. — Traitement de la syphilis par le bismuth. (Ac. des Sciences, 1ᵉʳ août 1921). — Action de certains
dérivés du bismuth sur la syphilis. (Ac. des Sciences, 5 décembre 1921). — Etude de l'action thérapeutique du bismuth
sur la syphilis. (Ann. de l'Institut Pasteur, janvier 1922). —
Action du bismuth en tant que corps simple sur la syphilis. (Soc. de biologie, 29 avril 1922). — Action de certains
dérivés phénoliques du bismuth sur la syphilis. (Soc. de
biologie, 20 mai 1922).

Sezary et Pomaret. — Principe du traitement arséno-bismu-
thique de la syphilis. (Progrès médical, 25 février 1922).

J.-F. Schamberg, J.-A. Kolmer et G.-W. Raiziss. — Arsénobenzènes par voie buccale dans le traitement de la syphilis.
Journ. of. Americ. Association, 1916, Vol. LXVII.

A. Sezary et M. Pomaret. — L'action antisyphilitique et spirillicide de l'acide acétyl-oxyamino phényl-arsinique (190
de Fourneau). Soc. Méd. des Hôp. Paris, 23 février 1923.
Bull. Soc. Méd. Hôp. Paris, n° 7, 29 février 1923.

A. Sezary et M. Pomaret. — L'action spirillicide du 914 et
du 190 administrés par voie buccale. Soc. Médicale des
Hôp. Paris, 20 avril 1923. Bull. Soc. Méd. Hôp. Paris, 27
avril 1923.

Uhlenhuth et Gross. — Untersuchungen über die Wirkung des
Atoxyls auf die spirillose der Hühner. Arbeitein ans dem
Rais. Gesundheitsanite, Tome 27.

Carl Voeghtlin and Homer W. Smith, Marion Crane, Kathe-
rine D. Wright and Mabel, A. Connell (Service de Santé
des Etats-Unis.— I. Quantitative studies in chemotherapy.
II. the trypanocidal action of Arsenic compounds. — III.
the oxydation of Arsephenamine.— IV. the Relative The-
rapeutic value of Arsphenamine and Neoarsphenamine of
différent manufacture. Journ. of Exp. ther. t. XV, f. 5 juillet 1920. — T. XVI, octobre 1920 et 6 janvier 1921.